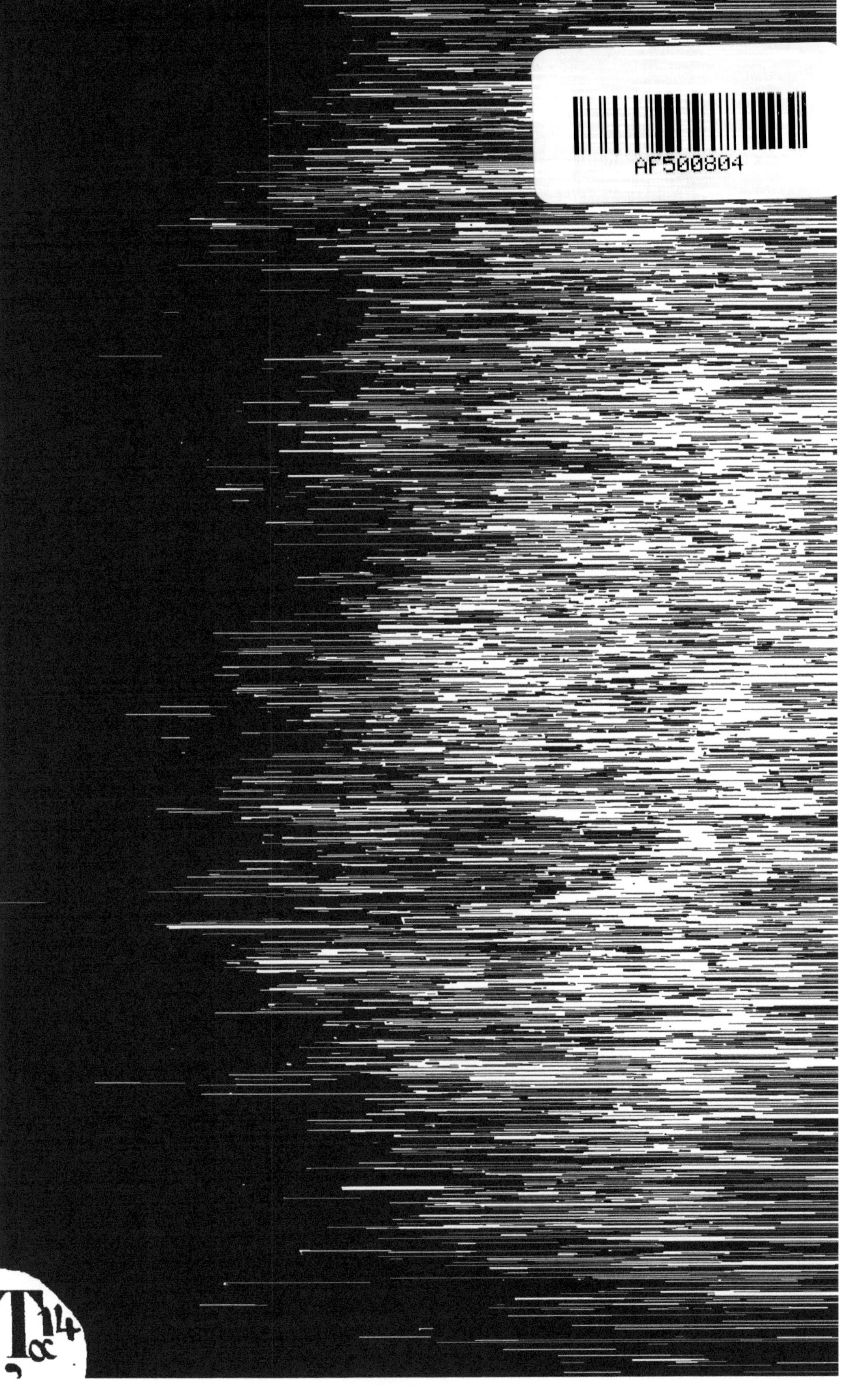

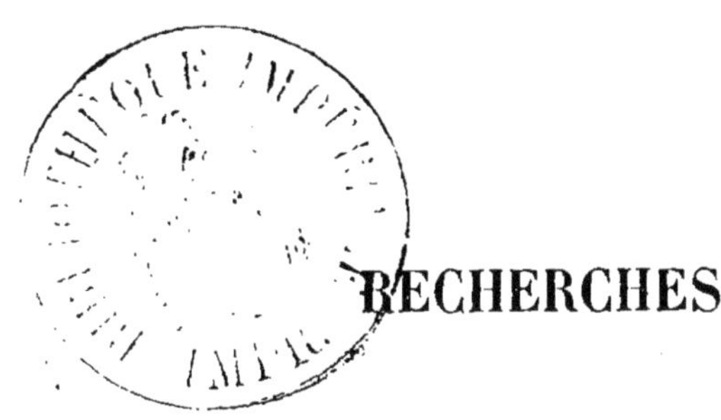

RECHERCHES

D'ANATOMIE COMPARÉE

SUR

L'APPAREIL TEMPORO-JUGAL ET PALATIN

DES VERTÉBRÉS

Toulouse, typographie JEAN PRADEL et BLANC, place de la Trinité, 12.

APPAREIL TEMPORO-JUGAL ET PALATIN

DES VERTÉBRÉS

Parmi les modifications les plus remarquables que peuvent présenter les os de la tête chez les Vertébrés, un des points les plus intéressants, sous le double rapport de l'Anatomie et de la Physiologie comparées, est assurement l'appareil sur lequel la mâchoire inférieure s'appuie pour exécuter ses mouvements.

Très simple, mais cependant varié, chez les Mammifères, suivant leur régime alimentaire, cet appareil semble se compliquer de plus en plus chez les Oiseaux, les Reptiles et les Poissons, pour augmenter la mobilité de la mâchoire inférieure, et aussi pour y faire participer plus ou moins la mâchoire supérieure.

Dans ce but, on voit certaines pièces, complètement fixes chez les Mammifères, se détacher les unes du crâne, les autres de la face, chez les Vertébrés ovipares, devenir libres et se disposer bout à bout sur les côtés de la tête, de manière à former une double chaîne à la fois solide et flexible, au centre de laquelle se rattache la mâchoire inférieure.

Tel est cet appareil que Cuvier a décrit chez les Poissons sous le titre de *ptérygo-tympanique* ou d'*arcade temporo-palatine*.

La dénomination d'appareil *temporo-jugal et palatin*, que nous proposons, nous paraît préférable en ce qu'elle est à la fois plus exacte et plus générale (1). En effet, la chaîne os-

(1) On pourrait encore le nommer *Appareil temporo-maxillaire;* mais ce titre, plus simple et plus bref, serait moins explicite.

seuse dont il est question est formée d'une partie postérieure qui est *temporale,* et de deux parties antérieures, l'une *jugale* et l'autre *palatine.*

Bien que ces trois arcs-boutants affectent de nombreuses variétés de forme et de disposition, surtout chez les Reptiles et les Poissons, ils se composent de pièces qui sont toujours les mêmes chez tous les Vertébrés. C'est là un fait très remarquable, et ce sera l'objet principal de cette étude.

Du reste, la détermination précise de ces différentes pièces est d'un haut intérêt pour l'anatomie comparée, si l'on considère la confusion et l'obscurité qui règnent encore sur ce sujet, par suite de la grande dissidence des appréciations émises par les divers auteurs.

Il était donc utile de reprendre cette question et de chercher à l'élucider, en lui appliquant plus rigoureusement les principes de la méthode synthétique. Dans ce travail, ayant pour but l'unité, c'est-à-dire la vérité, nous devons reconnaître que nos efforts ont été bien secondés par nos précédentes recherches sur la constitution de la tête.

Si les interprétations données jusqu'à présent, sur ce sujet, par des zoologistes d'un très grand mérite, n'ont pas été plus heureuses, cela s'explique par les procédés incertains ou incomplets qui ont été employés.

La plupart des auteurs, accordant trop d'importance aux changements de forme et de fonction, ont cru voir des organes nouveaux et leur ont donné des noms particuliers.

D'autres, plus hardis et mieux inspirés, ont bien cherché à comparer ces parties aux pièces qui pouvaient leur correspondre dans la tête des Mammifères; mais ces tentatives, souvent hasardées ou reposant sur des bases peu solides, n'ont pu donner que des résultats contestables. Cependant, on a eu recours quelquefois au principe des connexions, qui est assurément le meilleur critérium et peut-être le seul sur lequel on puisse compter dans la recherche des homologies. Mais l'application de ce principe n'est pas aussi facile qu'on pourrait le croire. Une pièce osseuse a toujours plusieurs points de contact avec les parties voisines ; lorsqu'elle vient à changer de dimension, de direction et de fonction, il arrive qu'elle peut aussi modifier ses connexions : elle abandonne les moins importantes et ne conserve que les principales. Les variétés de ce genre sont nombreuses, et il y a là un écueil, une source de grandes erreurs, surtout pour un esprit absolu qui aura pris pour base principale telle ou telle connexion secondaire.

APPAREIL TEMPORO-JUGAL ET PALATIN EN GÉNÉRAL.

Les éléments constitutifs de cet appareil, chez les Vertébrés ovipares, forment un ensemble qui peut se diviser, ainsi que nous l'avons déjà indiqué, en trois sections :

1° La section *temporale* se compose de deux pièces : la *supérieure*, tantôt libre, tantôt fixe, est en connexion, en haut avec le Mastoïde ou le Pariétal ; en bas, elle s'appuie constamment sur la pièce *inférieure*, qui est généralement mobile et toujours articulée par son extrémité opposée avec la mâchoire inférieure.

Telles sont les parties qui, d'après quelques anatomistes, ont reçu le nom de *Suspensorium*, et auxquelles M. Milne Edwards a donné plus récemment le titre de *Système temporal* ou *maxillo-crémastique* (1).

2° L'arc *jugal* est formé de deux éléments successifs d'arrière en avant : l'un s'appuie postérieurement sur la pièce

(1) *Leçons sur la Physiologie et l'Anatomie comparée de l'Homme et des Animaux*, tom. VI, pag. 25, 26, etc. Paris, 1861.

temporale inférieure, en dehors de la jointure temporo-maxillaire, et l'autre s'unit, par son extrémité antérieure, au maxillaire supérieur.

3° L'arc *palatin* répète en dedans l'arc jugal et lui est parallèle. Il est formé de deux parties principales articulées bout à bout : la plus reculée s'appuie en arrière sur la pièce temporale inférieure, en dedans de l'articulation maxillaire; en avant et en dedans, elle touche au sphénoïde postérieur; elle s'en détache quelquefois, mais elle est toujours prolongée en avant par la pièce la plus antérieure qui va s'attacher généralement au maxillaire supérieur.

Il y a aussi un troisième élément, dont la disposition est très variée. Nous ferons remarquer qu'il touche le sphénoïde, mais seulement chez les *Tortues ;* qu'il est toujours en connexion plus ou moins serrée avec la pièce postérieure de l'arc palatin ; et que parfois il se porte en dehors de manière à relier cette tige avec l'arc jugal.

Telle est la constitution générale de l'appareil temporo-jugal et palatin. A première vue, et d'après leurs formes et leurs dispositions particulières, les pièces qui le composent semblent être propres aux Vertébrés ovipares. Mais par un examen attentif et à l'aide du principe des connexions, on parvient à reconnaître que chacun de ces éléments n'est qu'une répétition modifiée de ceux qui sont connus dans la tête des Mammifères.

Chez les Mammifères, sous le titre de TEMPORAL, on comprend différentes pièces qui sont : 1° le *Squamosal* ou Écaille du temporal et son *Apophyse Zygomatique;* 2° le *Mastoïde;* 3° le *Tympanal* ou Caisse du tympan ; et 4° le *Rocher* (1).

(1) Chez tous les Vertébrés ovipares, l'*Apophyse Zygomatique* est distincte, tandis qu'elle est primitivement soudée au Squamosal, chez les Mammifères.

Etablissons tout d'abord ces homologies, et, la valeur réelle de chaque pièce étant bien déterminée, nous n'aurons qu'à indiquer les changements caractéristiques qui se produisent dans les différentes classes des Vertébrés.

Il est incontestable que, chez les Mammifères, la partie osseuse sur laquelle joue la mâchoire inférieure est toujours le *Squamosal,* c'est-à-dire l'*Ecaille temporale.* Cet os s'applique et se fixe solidement sur le pariétal et le sphénoïde postérieur. En arrière, il s'unit toujours au *Tympanal* ou *Caisse tympanique* qui est en rapport constamment avec le mastoïde, le rocher, et quelquefois aussi avec le pariétal (1).

Admettons un instant que le Squamosal et le Tympanal, modifiant leur forme et leur destination, puissent se détacher du crâne et devenir mobiles : on verra la mâchoire inférieure jouer sur le Squamosal et celui-ci sur le Tympanal, articulé lui-même avec le mastoïde ou le pariétal. Ainsi se trouvera représenté le *Suspensorium* ou *Système maxillo-crémastique* des Serpents et des Poissons.

Admettons encore que le Squamosal seul devienne mobile en avant de l'appareil auditif et sur le côté du sphénoïde postérieur : dans ce cas, la mâchoire inférieure est liée au crâne, à peu près comme dans les Oiseaux, les Batraciens et les Lézards. Enfin, l'analogie devient complète, lorsqu'on voit le Tympanal et le Squamosal rester fixes, dans certains Reptiles, de même que chez les Mammifères : c'est ce que présentent les Tortues et les Crocodiles.

En conséquence, il est évident que les deux pièces temporales de l'appareil temporo-jugal et palatin des Vertébrés ovipares correspondent exactement, d'aprés leurs con-

(1) Dans les *Cétacés*, Mammifères ichthyoïdes, l'appareil auditif se détache du crâne ; ce fait est remarquable en ce qu'il établit une transition entre les Mammifères et les Poissons.

nexions, l'une au *Tympanal* ou *Caisse du tympan* et l'autre au *Squamosal* ou *Écaille temporale* des Vertébrés Mammifères.

Pour les deux sections antérieures de cet appareil, l'homologie est plus facile à établir, en raison de ce que certaines pièces, généralement reconnues et mises hors de contestation, peuvent elles-mêmes servir à faire reconnaître les autres, au sujet desquelles les zoologistes sont partagés d'opinion.

Ainsi, des deux éléments qui composent l'arc jugal, il est bien certain que le plus antérieur est le *Jugal* lui-même. Quant à la pièce qui est en arrière, elle s'étend du squamosal au jugal et concourt avec ce dernier à former l'arcade zygomatique : c'est donc évidemment l'*Apophyze zygomatique* du temporal, qui, chez les Vertébrés ovipares, s'articule avec le squamosal, en dehors de la jointure temporo-maxillaire; tandis que, chez les Mammifères, elle se soude au même point.

Examinons de même l'*arc palatin,* dont la pièce antérieure est reconnue pour être toujours le *Palatin.* En arrière, la chaîne est prolongée jusqu'au squamosal par un ou deux os qui touchent au sphénoïde ou qui s'en détachent quelquefois. Il suffit de jeter les yeux sur une tête de Mammifère (*Homme, Lion, Cheval* ou *Sanglier*), pour reconnaître que ces os ne peuvent être que les *Ptérygoïdes.* En effet, le *Ptér. postérieur,* toujours uni en avant au palatin, est en contact par sa base avec le squamosal; et, dans les Vertébrés ovipares, il arrive que ce squamosal, en se séparant du crâne, s'allonge, se rétrécit, et entraîne avec lui le ptérygoïde qui peut alors abandonner le sphénoïde.

Quant au *Ptérygoïde antérieur,* il varie beaucoup de disposition; souvent il s'ajoute au Ptérygoïde postérieur et quelquefois il le remplace.

De cette esquisse comparative, il résulte que l'appareil temporo-jugal et palatin des Vertébrés peut être ramené à l'unité, et qu'en thèse générale, ses éléments constitutifs sont : 1° dans la section temporale, le *Tympanal* et le *Squamosal;* 2° dans la section jugale, l'*Apophyse zygomatique* du temporal et le *Jugal;* 3° dans la section palatine, les *Ptérygoïdes* et le *Palatin.*

APPAREIL TEMPORO-JUGAL ET PALATIN
DES VERTÉBRÉS.

Pour compléter cette étude et ne laisser aucun doute sur les déterminations précédentes, nous devons examiner rapidement l'appareil temporo-jugal et palatin des Poissons, des Reptiles et des Oiseaux.

POISSONS.

Ce qui donne à cet appareil une apparence si compliquée chez les Poissons, c'est la présence de plusieurs pièces qui lui sont annexées, mais qui n'appartiennent pas au véritable squelette. Ce sont, en avant, des écailles modifiées, dites *os sous-orbitaires :* en arrière, les *os operculaires,* qui, d'après l'ingénieuse idée d'Etienne Geoffroy Saint-Hilaire, représentent les osselets de l'ouïe échappés du tympan ; et enfin, vers le milieu, en avant du squamosal et au-dessous de l'apophyse zygomatique, une pièce généralement petite, et, du reste, inconstante, qui peut être considérée comme étant le *cadre du tympan* (1) ; elle dépend des téguments au même titre que les osselets de l'ouïe. Elle a été nommée :

(1) Quelques zoologistes ont indiqué le cadre tympanique comme donnant articulation à la mâchoire inférieure chez les Poissons, les Reptiles et les Oiseaux. C'est là bien certainement une erreur, parce que la mâchoire inférieure n'est jamais en connexion avec le cadre du tympan, mais toujours avec le squamosal.

Symplectique (Cuvier) ; *Uro-Sérial* (Geoffroy Saint-Hilaire); *Styloïde* (Meckel) ; *Mésotympanique* (R. Owen et Milne Edwards).

TYMPANAL. — Mobile et de forme irrégulière ; articulé en haut avec le mastoïde, l'opercule et le préopercule; en bas, avec le squamosal.

SYNONYMIE. — *Temporal* (Cuvier) ; *Sérial* (Geoffroy Saint-Hilaire) ; *Caisse* (Bojanus) : *Os carré* (Rosenthal) ; *Epitympanique* (R. Owen et Milne Edwards).

SQUAMOSAL. — Aplati, triangulaire, articulé en haut avec le tympanal; en arrière avec le préopercule ; en avant avec l'apophyse zygomatique et le ptérygoïde postérieur; en bas, avec la mâchoire inférieure.

SYN. — *Jugal* (Cuvier) ; *Hypocotyléal* (Geoffroy Saint-Hilaire) ; *Os discoïdeum* (Carus) ; *Os carré* (Agassiz et Vogt) ; *Hypotympanique* (R. Owen et Milne Edwards).

APOPHYSE ZYGOMATIQUE. — Située en avant du squamosal, mince, et ordinairement triangulaire.

SYN. — *Tympanal* (Cuvier) ; *Epicotyléal* (Geoffroy Saint-Hilaire); *Caisse* (Agassiz et Vogt); *Ptérygoïdien post.* (Hallmann); *Prétympanique* (R. Owen et Milne Edwards).

JUGAL. — Manque souvent. On le rencontre dans les Poissons supérieurs, chez la Morue, par exemple. C'est un os mince, allongé, mobile sur le côté du maxillaire supérieur, et appuyé, en arrière, sur les pièces sous-orbitaires.

SYN. — Cuvier le considère tantôt comme représentant le *Cornet inférieur*, tantôt comme *Os sous-orbitaire*.

PTÉRYGOÏDE POSTÉRIEUR. — Os aplati, allongé, mobile, articulé en arrière avec le squamosal, et en avant avec le palatin.

SYN. — Généralement nommé *Os tranverse*, d'après Cuvier.

PTÉRYGOÏDE ANTÉRIEUR. — Plus mince et moins allongé que le Ptér. postérieur, au-dessus duquel il est situé.

Syn. — Généralement connu, d'après Cuvier, sous le nom de *Ptérygoïdien interne*, ou simplement de *Ptérygoïdien*.

Palatin. — Les Zoologistes sont d'accord au sujet de cette pièce qui s'articule en arrière avec le ptérygoïde postérieur, et en avant avec la partie antérieure du vomer. Chez plusieurs Poissons, elle est pourvue de dents.

REPTILES.

Dans la classe des Reptiles on observe de grandes dissemblances relativement à l'appareil temporo-jugal et palatin, de même que sous tant d'autres rapports. Aussi croyons-nous devoir, pour cette étude, établir trois groupes principaux. Dans le premier, sont compris les *Serpents* ou *Ophidiens ;* dans le deuxième, les *Lézards* et les *Batraciens,* et dans le troisième, les *Tortues* et les *Crocodiles.*

A. *Serpents.*

Les deux pièces de la section temporale sont détachées, cylindriques et articulées bout à bout.

La pièce supérieure, c'est-à-dire le tympanal, s'articule, par son extrémité crânienne, en avant de l'appareil auditif, sur le côté pariétal.

Syn. — On la désigne ordinairement sous le titre de *Mastoïdien*. d'après la détermination de Cuvier.

La pièce inférieure ou le Squamosal s'articule en bas avec la mâchoire inférieure.

Syn.— Elle est généralement nommée *Os tympanique*. M. Milne Edwards la considère, à juste titre, comme homologue de *l'hypotympanique* des Poissons (1).

L'Arc jugal ou Zygomatique manque.

Dans l'arc Ptérygo-palatin, on remarque que les deux

(1) Ouvrage cité. — Tome vi, page 43.

Ptérygoïdes sont unis bout à bout, qu'ils ne touchent pas le sphénoïde, et qu'ils s'étendent de l'articulation temporo-maxillaire au Palatin, qui est souvent garni de dents.

B. *Lézards et Batraciens.*

Le TYMPANAL est fixe. Il est nommé *Mastoïdien* chez les Lézards.

Le SQUAMOSAL est la seule pièce temporale mobile. Allongé, cylindrique, il s'articule en haut avec le tympanal, en bas avec la mâchoire inférieure. Il est généralement connu sous le nom d'*Os tympanique.*

L'APOPHYSE ZYGOMATIQUE des Lézards, nommée *Ecaille temporale* d'après Cuvier, s'articule vers le haut du squamosal, et l'arcade est complétée en avant par le JUGAL.

Chez les Batraciens, l'APOPHYSE ZYGOMATIQUE et le JUGAL sont soudés et forment une tige qui s'étend, comme d'ordinaire, de l'articulation temporo-maxillaire à la mâchoire supérieure.

Il en est de même pour les deux PTÉRYGOÏDES, qui sont réunis en une longue tige arquée, ne touchant pas le sphénoïde, articulée en avant avec le Palatin, et en arrière avec la jointure temporo-maxillaire.

Chez les Lézards, les deux PTÉRYGOÏDES sont distincts : le PTÉR. POSTÉRIEUR est allongé ; il s'unit en avant au Palatin ; vers son milieu, il touche au sphénoïde, et en arrière, il dépasse l'articulation temporo-maxillaire sans s'y fixer. Le PTÉR. ANTÉRIEUR, nommé *Os transverse,* se dirige, en dehors, entre le Ptér. postérieur et la jonction du Jugal avec le maxillaire supérieur.

C. *Tortues et Crocodiles.*

Le TYMPANAL et le SQUAMOSAL sont fixes.

Le Squamosal, dit *Os tympanique,* est allongé et articulé en bas avec la mâchoire inférieure.

L'Apophyse zygomatique est nommée ordinairement *Ecaille,* et quelquefois *Jugal postérieur* dans les Crocodiles. Dirigée en avant, chez les Tortues, elle s'applique sur le devant du Squamosal chez les Crocodiles, et, dans tous, elle s'unit en avant au Jugal.

Les deux Ptérygoïdes des Tortues sont réunis en une forte tige, à peu près comme chez les Batraciens ; mais ils touchent le sphénoïde et s'étendent de l'articulation temporo-maxillaire au Palatin.

L'arc Ptérygo-palatin des Crocodiles rappelle celui des Lézards. Le Ptér. postérieur, grand et fort, se fixe solidement au palatin et au sphénoïde, puis il descend sous le crâne et circonscrit l'ouverture gutturale des narines. Le Ptér. antérieur, dit *Os transverse,* est détaché du sphénoïde et se porte du Ptér. postérieur à l'union du Jugal avec le maxillaire supérieur.

OISEAUX.

Le Squamosal, dit *Os carré, Os tympanique*, est seul détaché du crâne, comme dans les Lézards et les Batraciens. Il joue, en avant de l'appareil auditif, sur le côté du sphénoïde ; en bas, il s'articule non-seulement avec la mâchoire inférieure, mais aussi en dehors avec l'apophyse zygomatique, et, en dedans, avec le ptérygoïde antérieur.

L'Apophyse zygomatique, dite *Jugal postérieur,* est une tige prolongée en avant par le Jugal qui s'unit au maxillaire supérieur.

Le Ptérygoïde antérieur, nommé *Os transverse* d'après Cuvier, *Os omoïde* d'après Hérissant, s'articule avec le squamosal, le sphénoïde antérieur et le palatin.

Enfin, le Ptérygoïde postérieur manque ordinairement ;

mais on le retrouve, par exemple, chez *l'Autruche :* c'est une tige courte, forte, dirigée transversalement, fixée en dedans au corps du sphénoïde postérieur et articulée en dehors avec le col de l'*os omoïde*, c'est-à-dire du ptérygoïde antérieur (1).

RÉSUMÉ.

La section temporale peut se présenter sous trois aspects différents qui s'observent chez les Poissons, les Oiseaux et les Mammifères ; et chacune de ces dispositions est reproduite dans l'un des trois groupes de la classe des Reptiles.

Ainsi, le *tympanal* et le *squamosal* sont mobiles chez les Poissons et les Serpents ; le *squamosal* seul est détaché, dans les Oiseaux, les Lézards et les Batraciens ; et les deux pièces sont fixes chez les Tortues et les Crocodiles, de même que chez les Mammifères.

Quoi qu'il en soit, le TYMPANAL est désigné sous les noms de *Temporal,* de *Mastoïdien,* d'*Epitympanique;* et le SQUAMOSAL a reçu les titres de *Jugal,* d'*Os tympanique,* d'*Os carré* ou d'*Hypotympanique.*

L'*Arc Jugal,* toujours formé de l'*Apophyse zygomatique* et du *Jugal,* est peu développé chez les Poissons, et nul dans les Serpents. Il est à remarquer que l'APOPHYSE ZYGOMATIQUE, quelquefois dite *Jugal postérieur* (Crocodiles, Oiseaux), a été nommée tantôt *Tympanal* (Poissons) et tantôt *Ecaille temporale* (Lézards, Tortues, etc.)

L'*Arc Ptérygo-palatin* se sépare du sphénoïde dans les Poissons, les Serpents et les Batraciens ; il se détache du squamosal chez les Lézards et les Crocodiles.

Il faut noter aussi que le titre d'*Os transverse* a été donné au PTÉRYGOÏDE POSTÉRIEUR, dans les Poissons, et au PTÉRYGOÏDE ANTÉRIEUR chez les Oiseaux et les Reptiles en général ;

(1) La ligne de suture entre cette pièce et le sphénoïde est visible chez les sujets déjà grands, mais encore jeunes.

et que ce dernier os n'est réellement *transverse* que dans les Lézards et les Crocodiles.

CONCLUSIONS.

Ce qui caractérise l'appareil temporo-jugal et palatin des *Poissons,* c'est principalement la grande mobilité des pièces qui le composent et forment une longue chaine articulée, s'étendant, d'un bout à l'autre de la tête, depuis le mastoïde et les opercules jusqu'à la partie antérieure du vomer. En outre, la mâchoire supérieure, formée de pièces flexibles et mobiles, peut se relever. Il en résulte nécessairement que les deux mâchoires s'écartent facilement l'une de l'autre et donnent à la bouche une large ouverture.

Parmi les Reptiles, ce sont les *Serpents* ou *Ophidiens* qui se rapprochent le plus des Poissons. Ils se distinguent surtout en ce que les deux pièces temporales, allongées en colonne et articulées bout à bout, forment entre elles un angle qui peut s'ouvrir de manière à éloigner beaucoup la mâchoire inférieure de la supérieure, qui est aussi très mobile; ce qui permet la déglutition de proies volumineuses.

Viennent ensuite les *Oiseaux* dont le Squamosal est seul mobile, mais relié à la mâchoire supérieure par la tige ptérygo-palatine, et aussi par l'arcade jugale ou zygomatique. En conséquence, lorsque la mâchoire inférieure s'abaisse, le Squamosal bascule sur ses attaches supérieures, et sa partie inférieure, portée en avant, repousse en haut la mâchoire supérieure. Ce mécanisme, qui fonctionne aussi chez les Serpents et les Poissons, ne produit pas des effets aussi prononcés dans les Oiseaux, en raison de ce que les éléments de leur mâchoire supérieure ne sont que flexibles, mais non mobiles sur le devant du crâne, excepté chez les Perroquets, par exemple.

Dans les *Lézards* et les *Batraciens,* le Squamosal étant mobile, comme chez les Oiseaux, la mâchoire inférieure joue facilement et peut donner à la bouche une grande ouverture; mais la mâchoire supérieure est fixe ou très peu mobile.

Enfin, chez les *Tortues* et les *Crocodiles,* le Tympanal et le Squamosal, fixés au crâne, forment une base solide sur laquelle s'appuie la mâchoire inférieure pour exécuter ses mouvements.

Il en est de même chez les *Mammifères,* que nous avons pris pour point de départ, et auxquels nous venons aboutir, après avoir graduellement ramené à ce type supérieur les pièces, en apparence si compliquées et si exceptionnelles, de l'appareil temporo-jugal et palatin des autres Vertébrés.

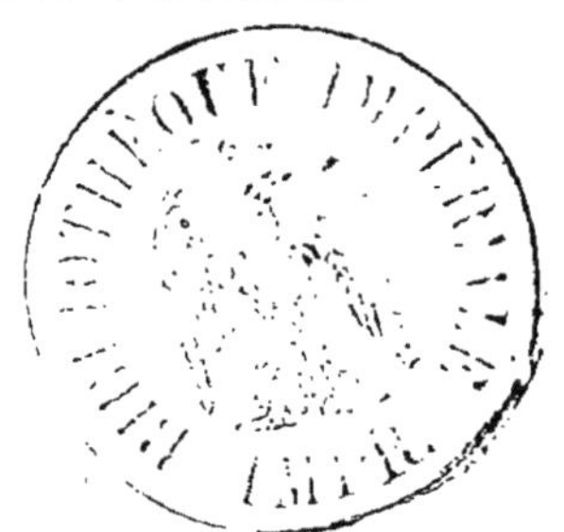

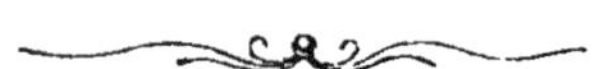

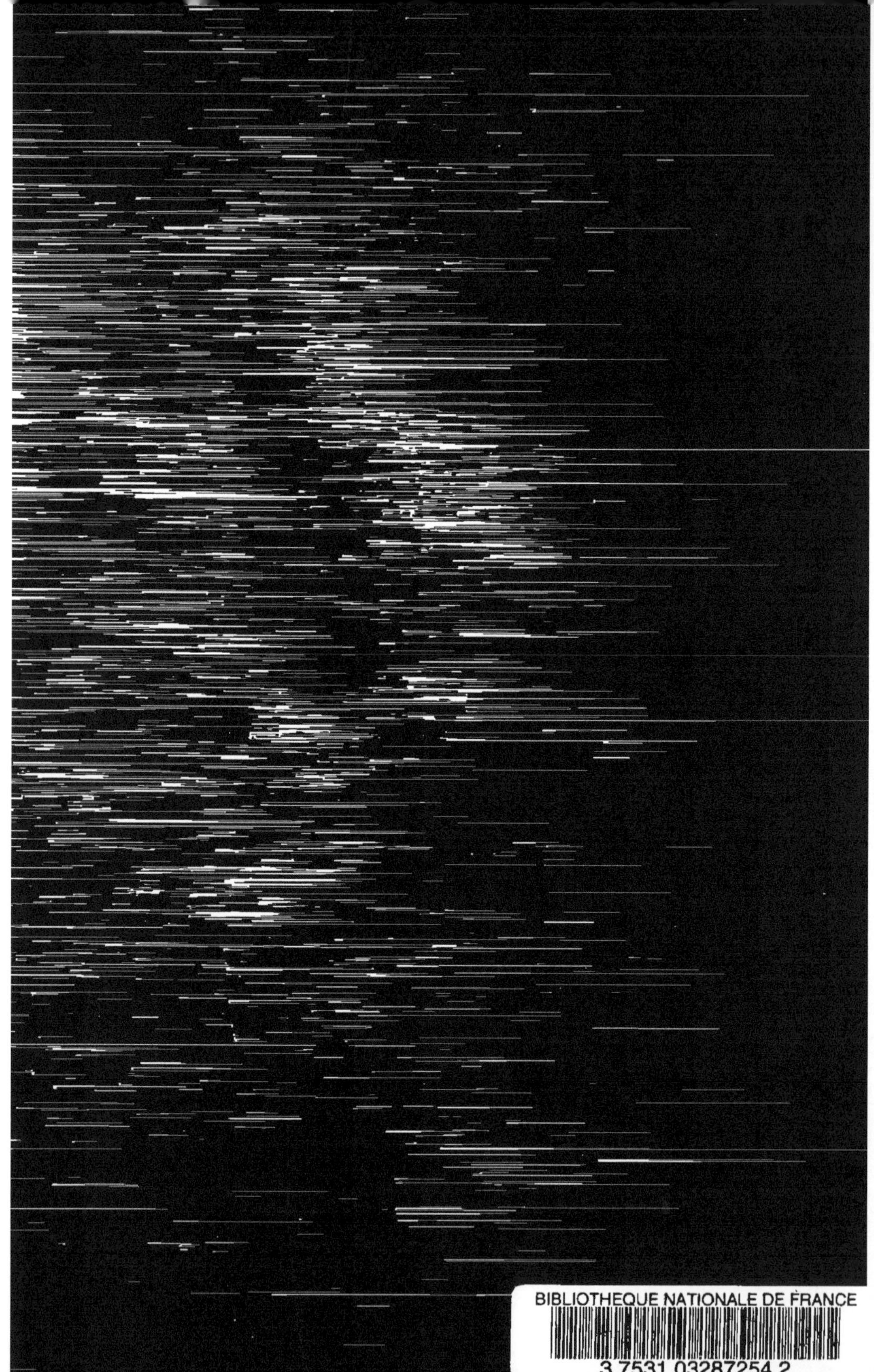

www.ingramcontent.com/pod-product-compliance
Ingram Content Group UK Ltd.
Pitfield, Milton Keynes, MK11 3LW, UK
UKHW012132240726
13965UKWH00005B/2134